Bibliografische Information der Deutschen Nationalbibliothek:

Die Deutsche Bibliothek verzeichnet diese Publikation in der Deutschen Nationalbibliografie; detaillierte bibliografische Daten sind im Internet über http://dnb.d-nb.de/ abrufbar.

Impressum:

Druck und Bindung: Books on Demand GmbH, Norderstedt Germany
ISBN: 9783668295599

Dieses Buch bei GRIN:

http://www.grin.com/de/e-book/339707/verdienen-aerzte-was-sie-verdienen-der-zusammenhang-von-interdisziplinaerer

Kristin Werth

Verdienen Ärzte, was sie verdienen? Der Zusammenhang von interdisziplinärer Zusammenarbeit und Zufriedenheit am Arbeitsplatz

GRIN Verlag

Verdienen Ärzte, was sie verdienen?

Der Zusammenhang von interdisziplinärer Zusammenarbeit und Zufriedenheit am Arbeitsplatz

HAUSARBEIT IM FACH WISSENSCHAFTLICHES ARBEITEN

Abgabedatum: 06.05.11

Inhaltsverzeichnis

Zusammenfassung

Ziel der folgenden wissenschaftlichen Arbeit war es herauszufinden, ob Stationsärzte durch die geregelte und ausreichende Zusammenarbeit mit den Stationsphysiotherapeuten einen positiven Einfluss auf deren Zufriedenheit am Arbeitsplatz haben. Zur Beantwortung der Frage „Verdienen Ärzte, was sie verdienen?“ wurde demnach folgende Hypothese aufgestellt:

„Wenn eine regelmäßige Zusammenarbeit zwischen Stationsärzten und Stationsphysiotherapeuten gewährleistet ist, dann wird die Zufriedenheit der Stationsphysiotherapeuten am Arbeitsplatz positiv beeinflusst.“ Zur Umsetzung diente ein Fragebogen, welcher von 16 Stationsphysiotherapeuten der Berufsgenossenschaftlichen Unfallklinik beantwortet wurde.

Es stellte sich heraus, dass die Zufriedenheit der befragten Stationsphysiotherapeuten „gut“ und „sehr gut“ ist, aber trotz allem weiterer Änderungen bedarf, um eine effektive und problembezogene Behandlung des Patienten zu ermöglichen. Fazit ist, dass die Stationsärzte positiv zur Zufriedenheit der Stationsphysiotherapeuten der Unfallklinik beitrage.

Einleitung

In der folgenden wissenschaftlichen Arbeit soll die Frage: „Verdienen Ärzte, was sie verdienen.“ geklärt werden.

Zunächst folgt ein Überblick über die Situation und den Stellenwert der Ärzte in der heutigen Zeit:

> *„Ich bin kein Weltverbesserer [...] Ich [...] tue meine Pflicht bis zum Rand, bis dorthin, wo es fast zuviel wird. Schlecht bezahlt, bin ich doch freigiebig und hilfsbereit gegenüber der Armen [...] Rezepte schreiben ist leicht, aber im übrigen sich mit den Leuten verständigen ist schwer [...] So sind die Leute in meiner Gegend. Immer das unmögliche vom Arzt verlangen. Den alten Glauben haben sie verloren; [...] aber der Arzt soll alles leisten mit seiner zarten*

> *chirurgischen Hand.“* schreibt Franz Kafka 1917 in „Ein Landarzt“.[1](Katzenmeier, Christian & Berdolt, Klaus, Das Bild des Arztes im 21. Jahrhundert, 2009, Kapitel: Die jüngere Entwicklung des Arztberufes im Spiegel des Rechts).

Viele Ärzte werden sich auch heute in dem Ausschnitt der fast 100 Jahre alten Erzählung wiedererkennen.

Der Arzt heute muss nicht nur ärztliches Können mit sich bringen, sondern auch wirtschaftliche und soziale Kompetenzen besitzen. Weiterhin muss er über eine hoch entwickelte Persönlichkeit verfügen, um seiner selbst gewählten Position gerecht zu werden. Der Arzt muss dementsprechend zwischen der Wirtschaftlichkeit und den Anforderungen des ethischen Verhaltens balancieren.[2](Katzenmeier, Christian & Bergdolt, Klaus (2009).Das Bild des Arztes im 21. Jahrhundert, 2009, Kapitel: Das Arztbild der heutigen Hochschulmedizin)

Die eben genannten Anforderungen sind festgelegt im Arztgelöbnis, welches folgendermaßen lautet:

> *„Bei einer Aufnahme in den ärztlichen Berufsstand gelobe ich mein Leben in den Dienst der Menschlichkeit zu stellen.*
>
> *Ich werde meinen Beruf mit Gewissenhaftigkeit und Würde ausüben.*
>
> *Die Erhaltung und Wiederherstellung der Gesundheit meiner Patientinnen und Patienten soll oberstes Gebot meines Handelns sein.*
>
> *Ich werde alle mir anvertrauten Geheimnisse auch über den Tod der Patientin oder des Patienten hinaus wahren.*
>
> *Ich werde mit allen meinen Kräften die Ehre und die edle Überlieferung des ärztlichen Berufes aufrechterhalten und bei der Ausübung meiner ärztlichen Pflichten keinen Unterschied machen weder nach der Religion, Nationalität, Rasse noch nach Parteizugehörigkeit oder sozialer Stellung.*

---

[1] Katzenmeier, Christian & Bergdolt, Klaus (2009).*Das Bild des Arztes im 21. Jahrhundert.*Berlin:Springer

[2] Katzenmeier, Christian & Bergdolt, Klaus (2009).*Das Bild des Arztes im 21. Jahrhundert.*Berlin:Springer

Ich werde jedem Menschenleben von der Empfängnis an Ehrfurcht entgegenbringen und selbst unter Bedrohung meine ärztliche Kunst nicht in Widerspruch zu den Geboten der Menschlichkeit anwenden.

Ich werde meinen Lehrerinnen und Lehrern sowie Kolleginnen und Kollegen die schuldige Achtung erweisen.

Dies alles verspreche ich auf meine Ehre. "[3]

Zudem sind die Anforderungen in gesetzlichen Vorschriften festgelegt, die den Arzt verpflichten, seinen Beruf gewissenhaft auszuüben und dem ihm entgegengebrachten Vertrauen zu entsprechen.[4]

Das Ansehen der Ärzte in der Gesellschaft wird mithilfe des Instituts für Demoskopie Allensbach ermittelt. Schon seit 1966 bis heute ermittelt dieses das Ansehen verschiedener Berufsgruppen: von Ärzten, über Lehrer, über Rechtsanwälte bis hin zu Spitzensportlern und Buchhändlern. Schon von Anfang an führt der Arzt die Liste unangefochten an. Auch dieses Jahr zählen 82 % der Deutschen den Beruf des Arztes zu dem Beruf, vor welchem sie am meisten Achtung besitzen.[5]

Doch hat der Beruf des Arztes dieses Ansehen in der Gesellschaft verdient? Ist der Arzt von heute auch der Arzt, wie er vorausgegangen dargestellt wurde?

Und am Wichtigsten: Kann der Arzt die Zufriedenheit der Physiotherapeuten wirklich positiv beeinflussen?

---

[3] Brockhaus Enzyklopädie in 30 Bänden (2006, 21.Auflage). *Band 2.* Mannheim: Bibliographisches Institut & F.A. Brockhaus AG

[4] Brockhaus Enzyklopädie in 30 Bänden (2006, 21. Auflage). *Band 2.* Mannheim: Bibliographisches Institut & F.A. Brockhaus AG

[5] www.isd-allensbach.de, besucht am 27. April 2011

1 Definition der Hypothese

Die Fragestellung „Verdienen Ärzte, was sie verdienen?“ soll anhand folgender Hypothese erörtert werden:

„Wenn eine regelmäßige Zusammenarbeit zwischen Stationsärzten und Stationsphysiotherapeuten gewährleistet ist, dann wird die Zufriedenheit der Stationsphysiotherapeuten am Arbeitsplatz positiv beeinflusst.“

Diese Hypothese begründet sich auf der Annahme, dass eine regelmäßige Zusammenarbeit von Stationsärzten und Stationsphysiotherapeuten eine Voraussetzung für eine bestmögliche Zufriedenheit der Stationsphysiotherapeuten am Arbeitsplatz ist.

„Wenn eine regelmäßige Zusammenarbeit zwischen Stationsärzten und Stationsphysiotherapeuten gewährleistet ist, dann wird die Zufriedenheit der Stationsphysiotherapeuten am Arbeitsplatz positiv beeinflusst.“	
Hypothesentyp	Variablen
• Zusammenhangshypothese	• abhängige Variable o Zufriedenheit der Stationsphysiotherapeuten am Arbeitsplatz • unabhängige Variable o Zusammenarbeit zwischen Stationsärzten und Stationsphysiotherapeuten • intervenierende Variable o Stationsphysiotherapeuten

Tabelle 1 Kategorisierung der Hypothese und deren Variablen

Der Zusammenhang der unabhängigen Variable und der abhängigen Variable ist bei Stationsphysiotherapeuten stärker als bei ambulant arbeitenden Physiotherapeuten. In der täglichen Arbeit auf der Station benötigen Stationsphysiotherapeuten konkrete Informationen zu dem aktuellen Zustand der Patienten direkt von den Stationsärzten, um adäquat auf die akute Situation des Patienten eingehen zu können.

Das Schaubild in Abbildung 1 verdeutlicht, dass Stationsärzte einen direkten Einfluss auf die Zufriedenheit der Stationsphysiotherapeuten haben. Der direkte Einfluss bezieht sich auf die regelmäßige Zusammenarbeit von Stationsärzten und Stationsphysiotherapeuten innerhalb der Visiten und Besprechungen auf den jeweiligen Stationen. Die Verhaltensweisen der Stationsärzte haben einen indirekten Einfluss auf die Zufriedenheit der Stationsphysiotherapeuten. Hierbei kommt es darauf an, ob wichtige Informationen zum Patienten auch außerhalb der Visiten und Besprechungen rechtzeitig weitergegeben werden und wie Ärzte auf Nachfragen seitens der Stationsphysiotherapeuten reagieren.

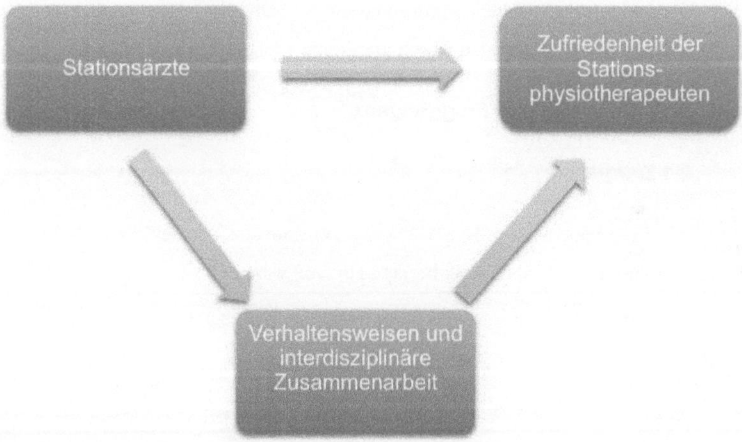

Abbildung 1 Abhängigkeit der Zufriedenheit von Stationsphysiotherapeuten in Bezug auf die Zusammenarbeit mit Stationsärzten[6]

---

[6] Stock-Homburg, Ruth (2009, 4. Auflage). *Der Zusammenhang zwischen Mitarbeiter- und Kundenzufriedenheit.* Wiesbaden: Gabler Verlag, Seite 11

Doch wie definiert man „Zufriedenheit am Arbeitsplatz“?

Zur Beantwortung dieser Frage dient die folgende Definition:

> *„Einstellung in Bezug auf das Arbeitsumfeld, die sich aus dem abwägenden Vergleich zwischen dem erwarteten Arbeitsumfeld (Soll) und dem tatsächlich wahrgenommenen Arbeitsumfeld (Ist) ergibt.“*[7]

Speziell für die Stationsphysiotherapeuten bedeutet dies rechtzeitige und ausreichende Weitergabe von Informationen seitens der Ärzte. Außerdem spielt eine kollegiale und interdisziplinäre Zusammenarbeit eine wichtige Rolle in Bezug auf die Zufriedenheit der Stationsphysiotherapeuten.

Anhand dieser Definition wurde ein entsprechender Fragebogen entwickelt, der nun im folgenden Abschnitt ausgewertet werden soll.

2 Auswertung des Fragebogens

2.1 Zielgruppe

Als Zielgruppe wurden 16 Stationsphysiotherapeuten der Berufsgenossenschaftlichen Unfallklinik befragt. Hiervon waren 12
Befragte weiblich (75 %) und 4 Befragte männlich (25 %).

Das durchschnittliche Alter der Befragten betrug 37 Jahre, wobei der jüngste Teilnehmer 25 Jahre alt war und der älteste Teilnehmer bereits 54 Jahre zählte.

Tabelle 1 zeigt auf, wie viele Jahre die Befragten in der BG Unfallklinik tätig sind. Hierbei wird zwischen Männern und Frauen unterschieden. Es zeigt sich, dass fast die Hälfte (43,75 %) der Befragten seit 2-4 Jahren in der BG Unfallklinik tätig sind.

---

[7] Stock-Homburg, Ruth (2009, 4. Auflage). *Der Zusammenhang zwischen Mitarbeiter- und Kundenzufriedenheit.* Wiesbaden: Gabler Verlag, Seite 18

Jahre seit Arbeits-beginn in der BGU	Gesamt	Männer	Frauen
2-4 Jahre	43,75 %	60 %	36,4 %
5-6 Jahre	Ø	Ø	Ø
7-8 Jahre	Ø	Ø	Ø
9-10 Jahre	12,5 %	Ø	18,2%
11-15 Jahre	25 %	20 %	27,2 %
Über 15 Jahre	18,75 %	20 %	18,2 %

Tabelle 2 Berufsjahre in der Unfallklinik

2.2 Organisation der Zusammenarbeit auf den jeweiligen Stationen

Begonnen wurde mit der Frage, wie viele Visiten pro Woche auf der jeweiligen Station der Befragten stattfinden, an denen die Physiotherapeuten teilnehmen.

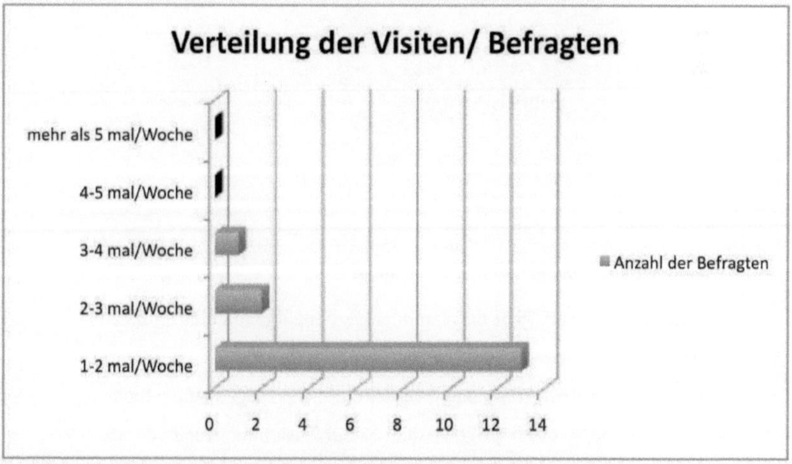

Abbildung 2 Wie viele Visiten pro Woche finden auf Ihrer Station statt?

Abbildung 2 zeigt, dass bei allen Befragten regelmäßige Visiten auf der jeweiligen Station stattfinden. Bei 13 Teilnehmern der Befragung finden wöchentlich 1-2 Visiten statt, welches klar die Mehrheit darstellt. Zwei

Befragte gaben 2-3 Visiten pro Woche auf ihrer Station an, ein Befragter gab 2-4 Visiten pro Woche an.

Betrachtet man nun die Verteilung der Visitendauer (Abbildung 3) auf der jeweiligen Station, so zeigt sich, dass 75 % aller abgehaltenen Visiten auf den Stationen über 30 Minuten andauern. 12,5 % der Visiten haben eine Dauer von 20-30 Minuten und jeweils 6,25 % der Visiten betragen 15-20 Minuten und 10-15 Minuten. Die Antwortmöglichkeit 5-10 Minuten wurde von keinem Befragten angegeben. Diese Verteilung macht deutlich, dass nicht nur regelmäßige Visiten notwendig sind in der Zusammenarbeit von Stationsärzten und Stationsphysiotherapeuten, sondern auch eine angemessene Zeitspanne innerhalb einer Visite benötigt wird.

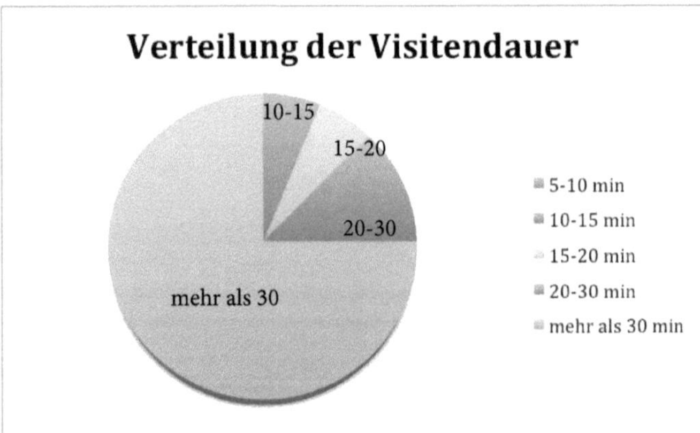

Abbildung 3 Wie lange dauern die Visiten an?

Weiterhin finden auf 75 % der Stationen regelmäßige interdisziplinäre Stationsbesprechungen statt, bei denen alle Mitglieder des Stationsteams zusammen kommen. Abbildung 4 verdeutlicht, dass regelmäßige Stationsbesprechungen einen großen Anteil an der Zusammenarbeit von Stationsärzten und Stationsphysiotherapeuten haben.

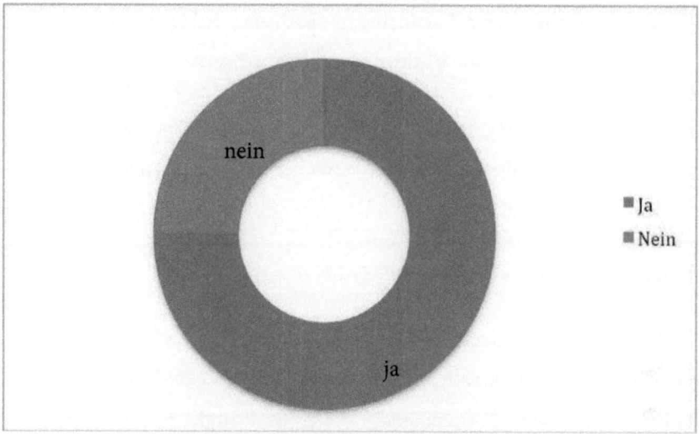

Abbildung 4 Gibt es regelmäßige Stationsbesprechungen?

Betrachtet man nun die Verteilung der Stationsbesprechungen pro Woche (Abbildung 5) auf den jeweiligen Stationen, fällt auf, dass mindestens ein mal pro Woche eine regelmäßige Stationsbesprechung stattfindet. Weiterhin finden bei zwei Befragten zwei mal pro Woche Besprechungen statt. Drei Befragte gaben an, dass auf ihrer jeweiligen Station fünf mal oder häufiger eine Stationsbesprechung stattfindet.

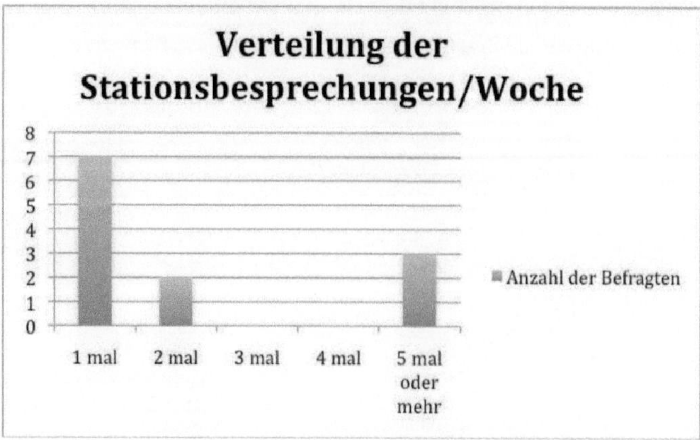

Abbildung 5 Wie oft finden die Stationsbesprechungen/Woche statt?

2.3 Zufriedenheit der Stationsphysiotherapeuten innerhalb und außerhalb der Visiten/Besprechungen

Ein weiterer wichtiger Aspekt in der Zusammenarbeit von Stationsärzten und Stationsphysiotherapeuten wurde mit der folgenden Frage geklärt:

„Wie zufriedenstellend können während der Visite/Besprechung Ihre Fragen/Anliegen geklärt werden?“ (Abbildung 6)

In den Bereichen „ausreichend“ und „mangelhaft“ gab es keine Angaben. Drei Befragte bewerteten ihre Zufriedenheit während der Visite/Besprechung mit „befriedigend“. Der größte Teil der Befragten (10 Befragte) bewerteten ihre Zufriedenheit mit „gut“. Im Bereich „sehr gut“ gab es drei Angaben der Befragten.

Somit zeigt sich, dass die Anliegen und Fragen der Stationsphysiotherapeuten während den Visiten und Besprechungen größtenteils zufriedenstellend geklärt werden können. Dennoch zeichnen sich hier noch Verbesserungsmöglichkeiten ab, da drei Befragte lediglich ihre Zufriedenheit mit „befriedigend“ bewerteten. Wodurch diese Verbesserungen erzielt werden können soll später in Frage 11: „Würden Sie gerne Veränderungen in Bezug auf die Zusammenarbeit mit den Stationsärzten vornehmen? Wenn ja, welche?“ geklärt werden.

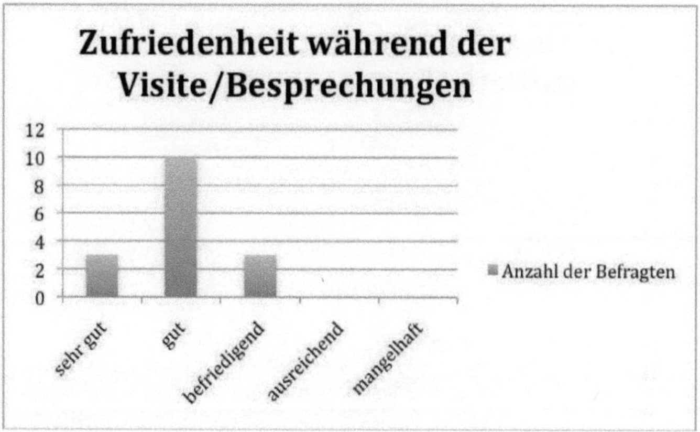

Abbildung 6 Wie zufriedenstellend können während der Visite/Besprechung Ihre Fragen/Anliegen geklärt werden?

Um rechtzeitige Informationen über den Patienten zu bekommen oder um spontan auftretende Fragen zu klären, ist es für die Stationsphysiotherapeuten notwendig den zuständigen Stationsarzt auch außerhalb der Visiten/Besprechungen anzutreffen. Dies vermittelt dem Physiotherapeuten ein Gefühl der Sicherheit und steigert in diesem Sinne die Zufriedenheit. Abbildung 7 zeigt, dass bei drei Befragten diese Möglichkeit nicht gegeben ist. Die Mehrheit der Befragten (fünf Befragte) treffen den Arzt drei mal pro Tag außerhalb der Besprechungen/Visiten an. Da nicht alle Befragten den Arzt außerhalb der Visiten/Besprechungen antreffen, ist eine Verbesserung auch hier notwendig.

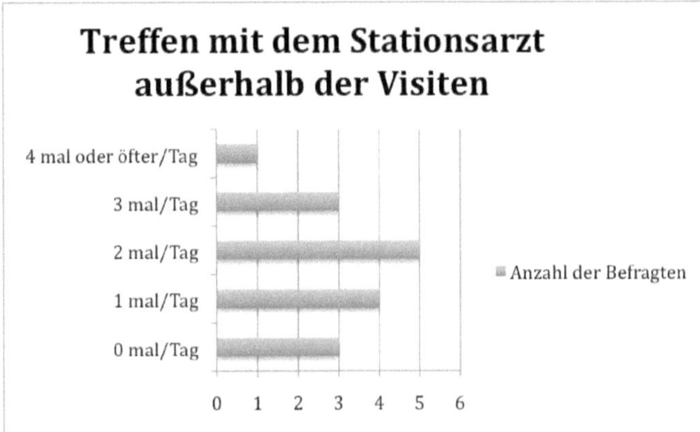

Abbildung 7 Wie oft treffen Sie die Stationsärzte außerhalb der Visite/Besprechungen an?

Treffen die Physiotherapeuten die Ärzte nicht an, wie es bei einer Minderheit der Fall zu sein scheint, hat sich die Frage gestellt, ob diese auch via Telefon oder ähnlichem Kontakt aufnehmen können, um sich bei auftretenden Problemen mit dem Arzt absprechen zu können. Anhand des unten dargestellten Kreisdiagrammes zeigt sich das auch hier nur eine Minderheit vorhanden ist (6,25 %), welche den Arzt bei ausstehenden Fragen nicht kontaktieren können.

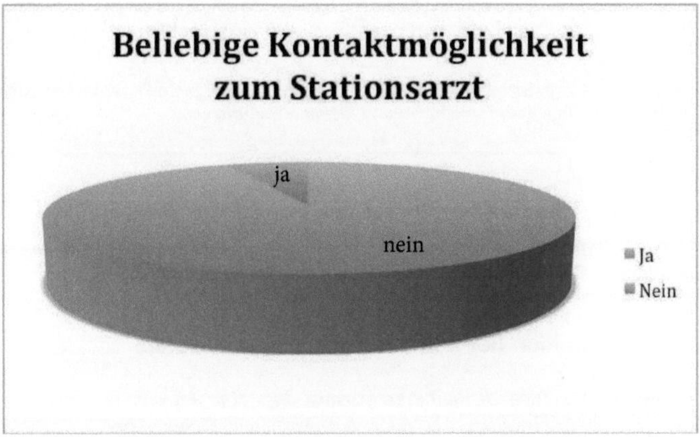

Abbildung 8 Besteht die Möglichkeit den Stationsarzt bei Fragen zu kontaktieren?

Anhand dieser beiden Fragen hat sich gezeigt, dass die Mehrzahl der befragten Physiotherapeuten die Möglichkeit haben sich zu vergewissern oder den Arzt über Fakten jeglicher Art aufklären zu können. Dies vermittelt dem Physiotherapeuten eine Sicherheit, die es möglich macht effektiv und problembezogen mit dem Patienten arbeiten zu können.

2.4 Bedeutung der Arbeit für den Einzelnen

Die Definition der „Arbeit" nach dem Brockhaus soll zum Ausdruck bringen, welche Funktion Arbeit im Leben des Einzelnen einnehmen sollte. Durch die tägliche Arbeit wird der Alltag der Menschen bestimmt und beeinflusst dementsprechend die Zufriedenheit des Individuums. Diese Definition findet bei 50% der Befragten eine Übereinstimmung in fast allen Punkten. Nur 31, 25% der Befragten können sich mit der Definition nicht identifizieren.

Arbeit = Der bewusste und zweckgerichtete Einsatz der körperlichen, geistigen und seelischen Kräfte des Menschen zur Befriedigung seiner materiellen und ideellen Bedürfnisse.[8]			
Ja	Eher Ja	Eher Nein	Nein
18,75 %	50 %	31,25 %	0 %

Abbildung 9 Stimmen Sie der oben genannten Definition von "Arbeit" in Bezug auf die Zusammenarbeit mit den Stationsärzten zu?

2.5 Individuelle Definition der Zufriedenheit am Arbeitsplatz

> *„Die Messung der Zufriedenheit setzt voraus, dass eine Art individuumspezifischer Schwellenwert oder ein Anspruchsniveau vorhanden ist, bei dessen Erreichen oder überschreiten die Person „zufrieden" ist, d.h. sich wohlfühlt und/oder weitere Anstrengungen [...] unterlässt"* [9] bis eine neue Herausforderung bevorsteht, die unter den gegebenen Faktoren zu bewältigen ist.

Dementsprechend hat jeder eine eigene Vorstellung der Zufriedenheit. Im Hinblick auf die Physiotherapeuten der Unfallklinik in steht an oberster Stelle die „kollegiale Zusammenarbeit", dicht gefolgt von einer „guten interdisziplinären Zusammenarbeit", in diesem Sinne unter anderem die Zusammenarbeit mit den Ärzten. Dies zeigt welch wichtige Bedeutung die Zusammenarbeit mit den eigenen Kollegen, aber auch die Zusammenarbeit mit den Ärzten im Hinblick auf die Zufriedenheit am Arbeitsplatz einnimmt, um eine höchstmögliche Leistung erbringen zu können.

---

[8] Brockhaus Enzyklopädie in 30 Bändern (2006, 21. Auflage). *2. Band.* Mannheim: Bibliographisches Institut & F:A. Brockhaus AG

[9] Neuberger, Oswald (1974). *Theorien der Arbeitszufriedenheit.* Stuttgart: Kohlhammer Urban Taschenbücher, Seite 144

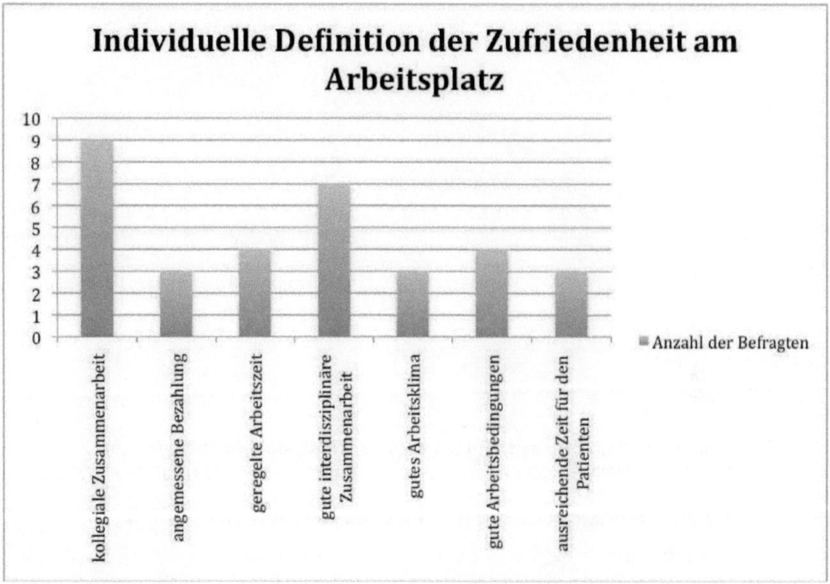

Abbildung 10 Wie definieren Sie Zufriedenheit am Arbeitsplatz? (Kodierung)

Die Zufriedenheit am Arbeitsplatz nach der individuellen Definition der befragten Physiotherapeuten wurde überwiegend als „gut“ und „sehr gut“ bewertet, was für eine gute Arbeitsatmosphäre spricht. In den Bereichen „befriedigend“, „ausreichend“ und „kaum“ gab es keine Angaben.

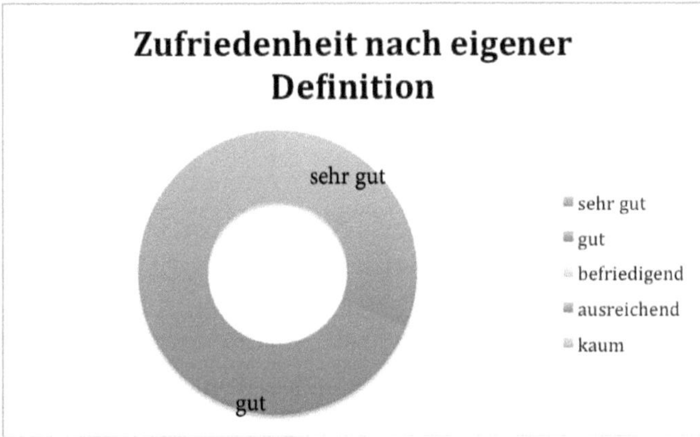

Abbildung 11 Wie zufrieden sind Sie nach Ihrer individuellen Definition an Ihrem Arbeitsplatz?

2.6 Zufriedenheit in Bezug auf die Zusammenarbeit mit Stationsärzten

Die Zusammenarbeit der Physiotherapeuten mit den Ärzten spielt, wie bei den vorangegangen Auswertungen gezeigt wurde, eine wichtige Rolle.

Im folgenden Diagramm zeigt sich, dass elf der 16 Befragten „zufrieden“ gestellt sind, zwei der Befragten, d.h. 12,5%, sogar „sehr zufrieden“ sind. Nur wenige der Befragten bewerteten ihre Zufriedenheit mit „befriedigend“. Die Unzufriedenheit setzt sich hier nicht durch, was wiederum für eine gute Zusammenarbeit spricht.

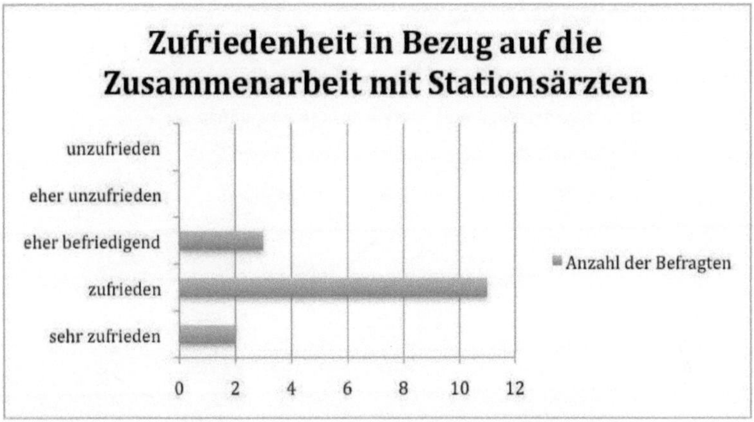

Abbildung 12 Wie zufrieden sind Sie mit der Zusammenarbeit mit den Stationsärzten?

Betrachtet man nun die ärztliche Ethik, stellt sich die Frage vor allem nach der Gewissenhaftigkeit des Arztes und dem Arzt entgegengebrachten Vertrauen, was eine große Rolle bei der Zusammenarbeit der Physiotherapeuten mit den Ärzten spielt. Die Physiotherapeuten müssen sich auf die Gewissenhaftigkeit verlassen können, um die Patienten mit bestem Wissen und Gewissen behandeln zu können.

Ärztliche Ethik:

An das ethische Verhalten des Arztes werden von der Gesellschaft seit jeher besondere Anforderungen gestellt. Diese sind festgelegt im Arztgelöbnis, ferner in gesetzlichen Vorschriften, die den Arzt verpflichten seinen Beruf gewissenhaft auszuüben und dem ihm im Zusammenhang mit dem Beruf entgegengebrachten Vertrauen zu entsprechen.[10]

Trifft zu	Trifft teilweise zu	Trifft eher nicht zu	Trifft nicht zu
25 %	75 %	0 %	0%

Abbildung 13 Trifft ihrer Meinung nach die Definition der "Ärztlichen Ethik" auf die Ärzte zu mit denen Sie zusammenarbeiten?

[10] Brockhaus Enzyklopädie in 30 Bändern (2006, 21. Auflage). *2. Band.* Mannheim: Bibliographisches Institut & F:A. Brockhaus AG

2.7 Änderungsvorschläge der Befragten

Um die Zufriedenheit am Arbeitsplatz weiter verbessern zu können, haben die Befragten Änderungsvorschläge im Hinblick auf die Zusammenarbeit angegeben. Hier zeigt sich, dass die Zusammenarbeit nicht endgültig ausgereift ist und nach wie vor weiterer Verbesserungen bedarf.

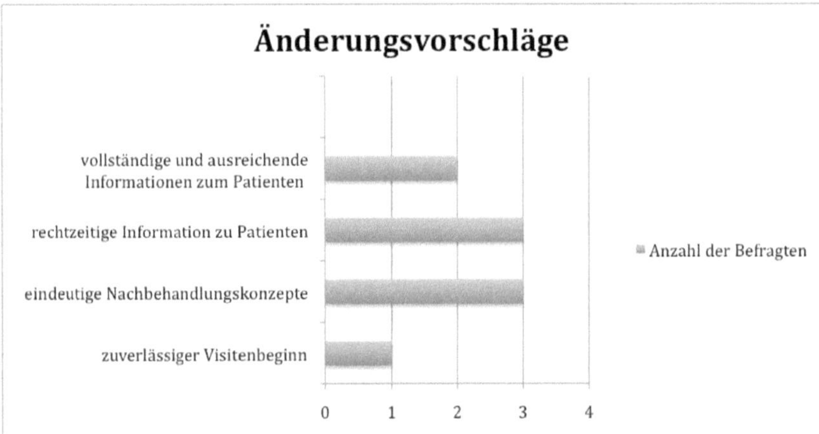

Abbildung 14 Würden Sie gerne Veränderungen in Bezug auf die Zusammenarbeit mit den Stationsärzten vornehmen? Wenn ja, welche?

3 Fazit

Die volle Leistung und demzufolge die Zufriedenheit kann nur erbracht werden, wenn kein Stress bzw. Frustration durch nicht erreichen eines gesetzten Zieles entsteht.

Die Handlungen der Physiotherapeuten werden in mehr oder weniger großem Umfang von äußeren Faktoren geprägt, was bedeutet, dass diese Einfluss auf das Erreichen eines Zieles nehmen. Kann ein gesetztes Ziel durch das gewohnte Verhalten nicht erreicht werden, erreicht der betroffene Physiotherapeut eine „Reiz – Schwelle". Wird der Erfolg trotz weiterer Investitionen nicht erzielt, aber das Ziel bleibt bestehen, erreicht er eine „Frustrations-Schwelle". Ein zufriedenstellendes Ergebnis kann demnach durch die zur Verfügung stehenden Mittel nicht erreicht werden. Diese Mittel resultieren in diesem Falle aus der Zusammenarbeit mit dem Arzt. Hält dieser Zustand der Frustration über eine längere Zeit an, wird letztendlich die „Stress–Schwelle" erreicht und im schlimmsten Falle überschritten. Das Resultat ist ein geringer bzw. ausbleibender Abschluss–Erfolg.

Frustration wird also dann ausgelöst, wenn eine Aufgabe, bei welcher unter normalen und optimalen Umständen Erfolg erreichbar wäre, nicht gelingt.

Die mögliche Folge daraus ist die *„Regression"*, d.h. eine *„qualitative Verschlechterung von Leistungen, die die Person unter normalen Bedingungen bringen könnte."*[11]

Dementsprechend zeigt sich anhand der Befragung und weiteren Literaturquellen, dass eine gute Zusammenarbeit zwischen Physiotherapeuten und Ärzten die Zufriedenheit der Physiotherapeuten am Arbeitsplatz positiv beeinflussen können. Die Ärzte müssen den Physiotherapeuten in den meisten Fällen ausreichende Informationen geben, um die Behandlung individuell an den Patienten anpassen zu können und um ein bestmögliches Ergebnis zu erreichen.

Betrachtet man nun die Ergebnisse der Untersuchung an der Unfallklinik, konnte die Hypothese
„Wenn eine regelmäßige Zusammenarbeit zwischen Stationsärzten und Stationsphysiotherapeuten gewährleistet ist, dann wird die Zufriedenheit der Stationsphysiotherapeuten am Arbeitsplatz positiv beeinflusst." verifiziert werden. Die Auswertung des Fragebogens zeigt, dass an der BG Unfallklinik eine regelmäßige Zusammenarbeit zwischen Stationsärzten

[11] Neuberger, Oswald (1974). *Theorien der Arbeitszufriedenheit.* Stuttgart: Kohlhammer Urban Taschenbücher, Seite 63 ff.

und Stationsphysiotherapeuten gewährleistet ist. Der Großteil der Befraten bewertete ihre individuelle Zufriedenheit am Arbeitsplatz mit „gut“ und „sehr gut“. Somit ist ein direkter Einfluss der Stationsärzte durch die kontinuierliche Zusammenarbeit mit den Stationsphysiotherapeuten auf deren Zufriedenheit gegeben. Weiterhin haben die Verhaltensweisen der Ärzte und die interdisziplinäre Zusammenarbeit außerhalb der Visiten und Besprechungen einen indirekten, in diesem Falle positiven, Effekt auf die Zufriedenheit der Physiotherapeuten am Arbeitsplatz (s. Abbildung 15).

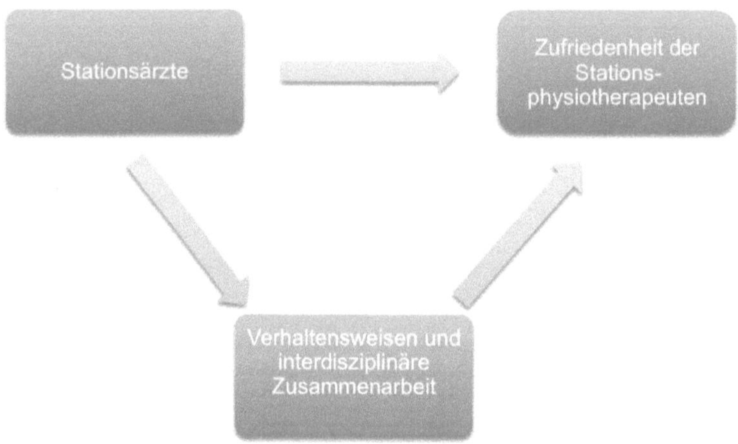

Abbildung 15 Abhängigkeit der Zufriedenheit von Stationsphysiotherapeuten in Bezug auf die Zusammenarbeit mit Stationsärzten[12]

Trotz der hohen Zufriedenheit am Arbeitsplatz, die an der Unfallklinik herrscht, bedarf es weiterer Verbesserungen. Die individuelle Vorstellung von Zufriedenheit lässt sich jedoch nur schwer auf

[12] Stock-Homburg, Ruth (2009, 4. Auflage). *Der Zusammenhang zwischen Mitarbeiter- und Kundenzufriedenheit.* Wiesbaden: Gabler Verlag, Seite 11

einen gemeinsamen Nenner bringen, wodurch nicht alle Bedürfnisse eines Einzelnen vollkommen befriedigt werden können.

Ein Fokus sollte auf die Verbesserung der rechtzeitigen und ausreichenden Informationsweitergabe gelegt werden, da diese essentiell für eine effektive Behandlung der Patienten ist. Dadurch wäre eine korrekte Weitergabe der Nachbehandlungskonzepte für die Patienten gegeben, die von den befragten Physiotherapeuten gefordert wurde. Um weiterhin einen reibungslosen Ablauf des Stationsalltages zu gewährleisten, müssten Visiten und Besprechungen pünktlich beginnen, was eine Zuverlässigkeit seitens der Ärzte bedarf.

Daraus würde eine beidseitige Zufriedenheit von Stationsärzten und Stationsphysiotherapeuten resultieren.

Die Frage „Verdienen Ärzte, was sie verdienen" kann somit an der Unfallklinik von Seiten der Stationsphysiotherapeuten teilweise bejaht werden. Die Stationsärzte genießen in Bezug auf die regelmäßige, größtenteils zufriedenstellende Zusammenarbeit mit den Physiotherapeuten ein recht hohes Ansehen. Dies zeigte die vorangegangene Untersuchung.

Somit zeichnen sich die Stationsärzte mit einem positiven Verdienst an der beruflichen Zufriedenheit der Stationsphysiotherapeuten aus.

4 Literaturverzeichnis

Katzenmeier, Christian & Bergdolt, Klaus (2009).*Das Bild des Arztes im 21. Jahrhundert.*Berlin:Springer

www.isd-allensbach.de, besucht am 27. April 2011

Stock-Homburg, Ruth (2009, 4. Auflage). *Der Zusammenhang zwischen Mitarbeiter- und Kundenzufriedenheit.* Wiesbaden: Gabler Verlag, Seite 18

Neuberger, Oswald (1974). *Theorien der Arbeitszufriedenheit.* Stuttgart: Kohlhammer Urban Taschenbücher, Seite 63 ff.

Brockhaus Enzyklopädie in 30 Bänden (2006, 21. Auflage). *Band 2.* Mannheim: Bibliographisches Institut & F.A. Brockhaus AG

Stock-Homburg, Ruth (2009, 4. Auflage). *Der Zusammenhang zwischen Mitarbeiter- und Kundenzufriedenheit.* Wiesbaden: Gabler Verlag, Seite 11

Neuberger, Oswald (1974). *Theorien der Arbeitszufriedenheit.* Stuttgart: Kohlhammer Urban Taschenbücher, Seite 144